AF468111

NOTES

POUR SERVIR A L'ÉTUDE

DE LA

BLENNORRAGIE

CHEZ LA FEMME

PAR

LE Dr HORAND

Ex-Chirurgien en chef de l'Antiquaille.

Communication faite à la Société des Sciences médicales le 18 juillet 1888.

LYON

ASSOCIATION TYPOGRAPHIQUE

F. PLAN, RUE DE LA BARRE, 12.

1888

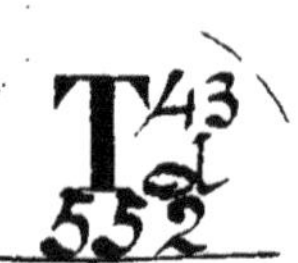

NOTES

POUR SERVIR A L'ÉTUDE

DE LA

BLENNORRAGIE

CHEZ LA FEMME

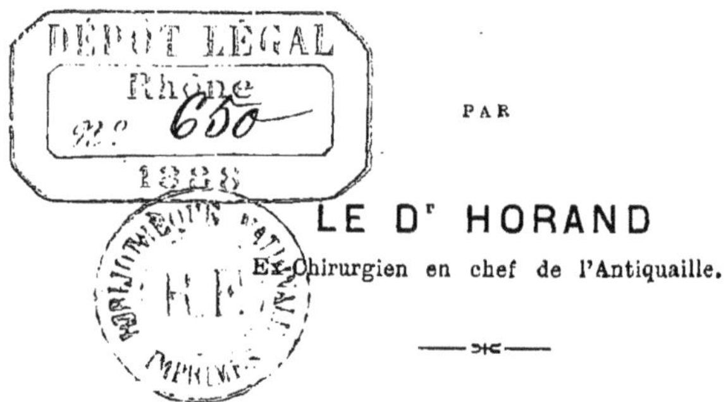

PAR

LE Dr HORAND

Ex-Chirurgien en chef de l'Antiquaille.

Communication faite à la Société des Sciences médicales le 18 juillet 1888.

LYON

ASSOCIATION TYPOGRAPHIQUE

F. PLAN, RUE DE LA BARRE, 12.

1888

NOTES

POUR SERVIR A L'ÉTUDE

DE LA

BLENNORRAGIE CHEZ LA FEMME

Pendant les six années qui viennent de s'écouler, c'est-à-dire de 1882 à 1888, j'ai été appelé à donner des soins aux Chazeaux à 5,090 femmes et 764 petites filles.

Les 5,090 femmes, comprennent 2,313 prostituées inscrites à la police, 1,258 vénériennes libres, 1,290 dartreuses ou femmes mariées vénériennes et 238 nourrices. Les 764 petites filles étaient âgées de moins de cinq ans, à l'exception de quelques-unes âgées de 10 à 11 ans ayant subi des tentatives de viol et placées d'office pour cette raison dans mon service.

J'ai donc pu profiter de ce vaste champ d'expérience pour contrôler certains faits encore controversés, relatifs aux maladies vénériennes et en particulier à la blennorragie chez la femme et la petite fille.

S'il est, en effet, une page des maladies vénériennes qui mérite d'être remaniée, c'est, sans aucun doute, celle qui a trait à la nature et à l'étiologie de la blennorragie.

Lorsqu'on songe aux opinions nombreuses et variées qui ont été émises à cet égard et auxquelles se sont tour à tour ralliés les auteurs les plus éminents, on voit par quelles phases il faut que la science passe avant d'arriver à la connaissance exacte des choses. On est surpris de la lenteur avec laquelle les découvertes les plus précises, les plus nettes se propagent et de la résistance qu'elles sont obligées de vaincre avant de tomber dans le domaine public.

Toutefois, si l'on a méconnu longtemps la nature vraie de la blennorragie, il faut bien reconnaître cependant que souvent l'on s'est approché de la vérité. L'école de l'Antiquaille, représentée par nos maîtres éminents Diday et Rollet, n'est pas restée étrangère à ces intéressantes recherches.

Mon intention n'étant pas de faire l'historique de la blennorragie, je ne rappellerai pas les diverses théories qui ont eu cours et que l'on trouve du reste reproduites dans tous les traités classiques. J'en citerai seulement quelques-unes qui ont un véritable caractère scientifique et qui marquent un premier pas vers la théorie microbienne. Tandis que Van Roosbroeck considérait le crypte des muqueuses oculaire et urétrale comme le petit foyer dans lequel s'élabore toujours et exclusivement le pus contagieux et niait la spécificité de la cause de la blennorragie, Thiry (de Bruxelles) se rattachait au contraire à l'idée d'une granulation spécifique qui se développe sur la muqueuse de l'urètre et sécrète le virus granuleux.

Suivant Rollet, le principe contagieux de la blennorragie dériverait peut-être d'un germe étranger à l'organisme qui viendrait se greffer et se développer sur le crypte muqueux ou sur la granulation, peu importe, au lieu de s'y former de toutes pièces comme simple produit de sécrétion.

Rollet était dans le vrai, sur ce point, comme sur beaucoup d'autres, son talent d'observation ne lui avait pas fait défaut. Oui, la blennorragie dérive d'un germe étranger qui vient se greffer sur le crypte muqueux et ce germe nous le connaissons aujourd'hui.

Diday a toujours cru à l'existence, dans le pus de la blennorragie, d'un principe indépendant de l'économie, d'un parasite dont il encourageait la recherche de la part de ses élèves. Aussi avec quelle éloquence soutient-il la nature microbienne de cette maladie dans la *Pratique des maladies vénériennes*.

Déjà également d'autres auteurs en France, Donné, en 1844, Jousseaume, en 1862, signalaient dans le pus blennorragique la présence de parasites animaux et végétaux. Mais ils étaient loin de la vérité et leurs travaux eurent peu de partisans.

Malgré cette tendance à faire ressortir d'une part la virulence de la blennorragie, et d'autre part sa spécificité, même sa nature parasitaire, nous voyons encore, dans ces dernières années, Mauriac soutenir la possibilité d'une genèse spontanée du principe virulent blennorragique, et Jullien, dont le remarquable *Traité des maladies vénériennes*, fait, et à juste titre, autorité, se rallier à la théorie de la phlogogénie, c'est-à-dire définir la blennorragie un catarrhe inflammatoire fixé sur la muqueuse de l'urètre.

Mais comment n'en serait-il pas ainsi en France, lorsque des auteurs, comme le professeur Zeissl (de Vienne), qui sont mieux à même que nous de connaître les travaux allemands, enseignent que la blennorragie n'est qu'un catarrhe vénérien, et que l'hypothèse qui donne pour cause immédiate à la contagion de la blennorragie un microbe particulier n'est pas encore absolument établie pour eux.

Cependant, en 1872, Hallier (d'Iéna) avait décrit un micrococcus dans le pus blennorragique et même dans le sang des sujets atteints de rhumatisme blennorragique. Toutefois c'est réellement à Neisser que revient l'honneur d'avoir en 1879 découvert le véritable microbe de la blennorragie, d'avoir indiqué la manière pratique de le trouver et affirmé qu'il est la cause essentielle de la blennorragie. Il lui a donné le nom de *gonococcus*. Il est facile d'entrevoir combien il est important d'établir d'une manière indéniable l'existence et le rôle de ce microbe dans la blennorragie. Bien des points obscurs de l'étiologie de cette maladie pourront alors être élucidés, son traitement y gagnera aussi et la justice aura une base sûre pour étayer son jugement dans les cas où elle est appelée à rendre ses arrêts.

Devant la théorie microbienne toutes les hypothèses s'effondrent : il n'y a plus de blennorragie sans gonococci, et l'on peut affirmer à coup sûr que toute blennorragie procède fatalement d'une autre blennorragie.

Tout écoulement urétral, vaginal, utérin, anal, le sang

des règles, les lochies, les pertes blanches peuvent occasionner des urétrites chez l'homme, toutefois ils ne donnent la blennorragie que s'ils renferment des gonococci. Le nouveau-né peut contracter une ophtalmie, mais cette ophtalmie n'est blennorragique que si la mère est atteinte d'un écoulement blennorragique. Lorsqu'une petite fille présente une vaginite avec gonococci à la suite d'une tentative de viol, on est en droit d'affirmer que le coupable est affecté d'une blennorragie.

La découverte de Neisser est donc de celles qui s'imposent, et il est du devoir de tous ceux qui en ont la facilité de la vulgariser.

Grâce à ma clientèle privée et à mon service des Chazeaux j'ai pu étudier à la fois le gonococcus chez l'homme et chez la femme, et faire certaines confrontations si utiles dans ce genre de recherches. C'est ainsi que je suis devenu un disciple fervent de Neisser.

Tout d'abord je dois dire que je ne partage pas l'avis des auteurs qui prétendent que les difficultés inhérentes à la recherche du gonococcus chez la femme la rendent infructueuse dans la moitié des cas. Cette recherche est, en effet, assez simple.

S'agit-il d'explorer l'urètre ? On recommande à la malade ou on l'oblige à rester un certain temps sans uriner avant l'examen.

Alors on lave la vulve et le vestibule avec une préparation antiseptique, une solution de sublimé à 0,50/1000, par exemple, puis on introduit dans l'urètre un bâtonnet de verre ou une curette aseptiques avec lesquels on recueille un peu de pus. Au lieu d'aller à la recherche du pus avec un instrument on peut le faire sourdre au méat en pressant l'urètre d'arrière en avant au moyen du doigt introduit dans le vagin.

La goutte de pus ainsi obtenue est déposée, puis étalée sur une plaque de verre en appuyant avec une seconde plaque. Lorsque la préparation est sèche on la colore avec du violet de gentiane ; au bout d'un instant, on la lave en la mettant sous un filet d'eau, et on l'examine avec un grossissement de 600 à 800.

Pour recueillir le liquide vaginal on lave préalablement la vulve et le vestibule avec une solution antiseptique, puis on introduit un spéculum non huilé, mais seulement mouillé avec de l'eau aseptique. On charge le col pour s'assurer qu'il n'existe pas d'écoulement utérin, et alors avec une curette stérilisée on cueille du liquide dans les culs-de-sac vaginaux. Ce liquide est préparé et examiné comme celui de l'urètre.

Lorsqu'il s'agit d'un écoulement utérin, on place d'abord un spéculum de Cusco dans le vagin et on charge le col, puis au moyen d'un irrigateur rempli d'une solution antiseptique, on lave le vagin ainsi que le col lui-même, on l'essuie avec du coton antiseptique, et alors en desserrant un peu le spéculum, les deux valves pincent le col utérin et en exprime le contenu. On laisse écouler la première goutte et l'on cueille ensuite du pus dans l'intérieur même du col avec une curette stérilisée. Ce pus est examiné suivant les procédés indiqués pour l'urètre et le vagin.

Lorsque le gonococcus existe dans le liquide recueilli, que ce soit dans l'urètre, dans le vagin ou dans l'utérus, il se présente constamment avec les mêmes caractères et l'on n'éprouve pas la moindre difficulté à le déceler.

Il est constitué par de petits corps arrondis ressemblant à des grains de plomb, colorés en noir, réunis en îlots, soit dans l'intérieur des globules de pus, soit en dehors. En même temps, il existe disséminés dans la préparation des petits grains isolés les uns des autres ayant les mêmes caractères, ce sont des monocoques.

Lorsqu'on a appris à connaître le gonococcus il est impossible de le confondre, soit avec le semis de bacilles que l'on trouve constamment dans le vestibule et le vagin, soit avec le leptotrix vaginalis.

Le gonococcus ne se voit pas seulement dans les liquides frais, mais on le retrouve aussi dans des préparations anciennes conservées simplement par la dessiccation. Il suffit de les humecter et de les colorer au moment de l'examen. C'est ainsi que j'ai pu constater sa présence dans du pus desséché sur du papier ou du linge, sur des chemises, par exemple, ayant appartenu à des enfants violées.

Je me crois donc autorisé à dire que la recherche du gonococcus ne présente pas la moindre difficulté chez la femme, et je considère sa recherche comme indispensable pour connaître la nature blennorragique d'un écoulement. Dans ce cas le microscope est aussi nécessaire que le thermomètre lorsqu'il s'agit de la fièvre.

Lorsqu'on constate la présence du gonococcus dans un écoulement vulvaire, urétral, vaginal, utérin, anal ou oculaire, on peut affirmer que cet écoulement est blennorragique et contagieux. Dans le cas contraire, l'écoulement peut être le résultat de causes diverses, irritatives ou constitutionnelles, mais il n'est ni infectieux, ni contagieux.

Déjà cette donnée a permis d'établir nettement l'existence d'une urétrite rhumatismale longtemps discutée, et sur ce sujet M. Riel a publié un travail fort intéressant.

Elle permet aussi de déterminer d'une manière précise le siège réel de la blennorragie chez la femme, question encore controversée. Pour certains auteurs, en effet, la blennoragie réside dans les follicules qui se trouvent à l'orifice du méat urinaire, pour d'autres dans les glandes de Bartholin. Zeissl soutient que le siège le plus fréquent de la blennorragie est le vagin et le plus rare l'urètre. Actuellement il est facile de savoir de quel côté est la vérité.

Si l'on explore l'urètre de la petite fille au moyen d'une curette introduite dans le vagin et avec laquelle on presse le canal d'arrière en avant, on ne trouve aucun écoulement en dehors de l'état pathologique. Ainsi sur 85 petites filles examinées dans ce but et entrées aux Chazeaux pour des affections diverses, 9 fois seulement j'ai constaté l'existence d'un écoulement urétral. Dans ces 9 cas l'écoulement contenait des gonococci. De plus, la blennorragie urétrale n'était pas seule ; il existait en même temps une vaginite blennorragique, et même dans deux cas une blennorragie anale. Ces neuf petites filles avaient été victimes de tentatives de viol.

Chez les jeunes filles vierges âgées de 16 à 20 ans, on obtient quelquefois en pressant le méat urinaire une goutte laiteuse ou caséeuse que l'on pourrait prendre, et que l'on a certainement pris, pour de l'urétrite blennorragique. Cette goutte n'est en réalité que le produit d'une folliculite ; elle ne contient pas de gonococci et n'est pas contagieuse. Avec une certaine habitude on peut la distinguer à l'œil nu d'une urétrite blennorragique en l'écrasant entre deux plaques de verre comme pour l'étaler. Le pus blennorragique s'étale facilement et forme une couche régulière, tandis qu'avec la matière fournie par la folliculite la couche que l'on obtient par le frottement est granuleuse, inégalement répartie sur les plaques. Du reste dans un cas douteux il suffit de colorer la préparation avec du violet de gentiane et de l'examiner au microscope pour trancher la question. La folliculite se révèle alors sous forme de placards de cellules épithéliales sans gonococci.

Chez la femme qui a eu des rapports sexuels, on trouve fréquemment un écoulement urétral, mais ce serait une erreur de croire que cet écoulement est toujours une blennorragie ou les suites d'une blennorragie. Tantôt il est constitué par de la folliculite ou de l'urétrite simple, tantôt par du pus blennorragique ou un mélange de folliculite simple et d'urétrite blennorragique. C'est grâce à la recherche du gonococcus que l'on peut établir ces distinctions.

Sur 940 femmes examinées spécialement dans le but d'élucider cette question, j'ai rencontré 146 fois la folliculite et 288 fois un écoulement urétral.

Dans les 146 cas de folliculite, 2 fois seulement le produit de la folliculite contenait des gonococci, et comme il existait en même temps une urétrite blennorragique, on est conduit à admettre la contagion de la folliculite par l'urétrite.

La folliculite est donc d'une part un accident fréquent chez la femme, puisqu'on l'observe dns la proportion de 15 à 16 %, et d'autre part l'absence de gonococci indique que cet accident n'est pas contagieux. Il ne procure d'ailleurs aucune souffrance aux malades et les dispense de tout traitement.

Cette assertion est bien différente de celle que l'on trouve formulée dans certains traités et que j'ai entendu soutenir autrefois par un de nos maîtres. Il considérait, en effet, la folliculite comme un des foyers les plus dangereux pour la transmission de la blennorragie ; aussi ne rendait-il jamais à la vie publique, avant sa complète guérison, les femmes qui en étaient atteintes.

Je dis que la folliculite n'est pas contagieuse parce qu'elle ne contient pas de gonococci, mais n'en contient-elle jamais ? Je crois pouvoir répondre par l'affirmative et dire que la folliculite seule n'est jamais blennorragique. Lorsqu'on trouve des gonococci, ils proviennent d'une urétrite blennoragique concomitante.

Dans les 288 cas d'écoulement urétral trouvés chez les 940 femmes examinées, 164 fois cet écoulement contenait des gonococci et 124 fois il s'agissait d'une urétrite simple.

Les écoulements urétraux chez la femme ne sont donc pas tous blennorragiques. On peut même dire que la blennorragie urétrale n'est pas très fréquente chez elle, puisqu'en réalité je ne l'ai rencontrée que 164 fois sur 940 cas, ce qui donne une proportion de 17 à 18 %. D'après une statistique de M. Fournier, elle serait, au contraire, bien plus fréquente chez l'homme, et cela dans le rapport de 57 %.

Il est important d'être fixé sur la nature des écoulements urétraux que l'on observe chez la femme et de savoir qu'ils ne sont pas toujours un indice de blennorragie. Aussi n'est-il pas exact de croire que la femme a toujours le droit de donner la chaudepisse, comme le dit Ricord, et du fait qu'une femme a un écoulement urétral, il ne s'en suit pas non plus qu'elle soit coupable d'avoir contagionné tel individu qui l'accuse. Cette femme dénoncée peut avoir, en effet, un écoulement non contagieux, et le dénonciateur, de son côté, a pu avoir des rapports à des intervalles très rapprochés avec des femmes différentes, de telle sorte qu'il est difficile de savoir celle qui l'a contaminé. Pour ma part, il m'est arrivé souvent dans les examens faits à la suite de dénonciations de ne trouver, chez les femmes accusées de contagion, aucune trace de blennorragie.

Il est certain qu'il existe chez la femme des écoulements qui se déclarent à la suite d'excès vénériens, de libations, d'irritations de la muqueuse urétrale, ainsi que sous l'influence d'affections constitutionnelles, toutefois ces écoulements ne sont pas blennorragiques et ne le deviennent qu'à la suite d'une contagion.

Chez la femme mariée, la blennorragie urétrale est rare, tandis que la folliculite est fréquente.

La blennorragie urétrale existe le plus ordinairement chez la femme sans complications et passe inaperçue. C'est à peine si elle provoque un peu de cuisson au début et des besoins d'uriner plus fréquents. La cystite est rare ; mais lorsqu'elle survient dans le cours d'une blennorragie, si l'on examine les urines prises directement dans la vessie, après avoir préalablement lavé l'urètre, on constate qu'elles contiennent des gonococci.

Il me paraît donc difficile de partager l'opinion des auteurs qui soutiennent que chez la femme la cystite du col est bien plus fréquente que chez l'homme et cela à cause de la brièveté de l'urètre.

La blennorragie urétrale peut persister longtemps chez la femme, des mois et même des années. J'ai vu des malades qui avaient encore des gonococci dans le pus urétral au bout de quatre mois, de dix mois et de deux ans après les derniers rapports sexuels, et chez qui la blennorragie ne déterminait aucun accident.

Il est assez curieux, en effet, de voir le peu de tendance de la blennorragie urétrale à se communiquer aux parties voisines. Le vestibule, le vagin, l'anus, quoique en contact constamment avec du pus, restent le plus souvent indemnes.

La *vulvite* est rare chez la femme, plus fréquente chez l'enfant. Elle est généralement la conséquence d'une irritation mécanique, d'un défaut de soins de propreté ou d'une contagion directe, soit à la suite de tentatives de viol, soit accidentellement par le contact d'objets souillés de pus blennorragique. La vulvite est donc tantôt de nature irritative, tantôt blennorragique. Elle peut exister seule ou associée à une vaginite ou à une urétrite de même nature. Toutefois, ainsi que je l'ai dit, la blennorragie urétrale a peu de tendance à se communiquer au vestibule. Il semble que l'épithélium ou les sécrétions glandulaires de cette région soient peu favorables au développement des gonococci. J'ai souvent rencontré du pus blennorragique dans le vestibule, autour du clitoris, mais ce pus ne s'était pas formé à ce niveau, il y était seulement entreposé et provenait de l'urètre ou du vagin. Chez 85 petites filles je n'ai constaté la vulvite blennorragique que 8 fois, et chaque fois il existait en même temps une vaginite ou une urétrite de même nature.

La *vaginite* est bien plus fréquente que la vulvite, mais, comme elle, tantôt elle est de nature irritative, tantôt d'origine microbienne.

Chez 85 petites filles, j'ai trouvé 68 fois une vaginite, 33 fois elle était de nature blennorragique, c'est-à-dire que le pus contenait des gonococci et 35 fois il n'en contenait pas. Mais tandis que la vulvite blennorragique n'existait jamais seule, 20 fois la vaginite blennorragique constituait le seul accident blennorragien.

Chez 483 femmes j'ai trouvé 259 fois une vaginite, 20 fois le pus vaginal contenait des gonococci et 239 fois il n'en renfermait pas ; 5 fois seulement la vaginite blennorragique existait seule, 14 fois il existait en même temps une urétrite de même nature et 1 fois un écoulement utérin avec gonococci.

Il ressort de cette statistique que la vaginite blennorragique existe chez la petite fille et chez la femme, mais qu'elle est bien moins fréquente qu'on ne le suppose. Plus rare chez la femme que chez la petite fille, cela tient à ce que la femme échappe souvent à la contagion par des soins de propreté. La petite fille, au contraire, qui a subi des tentatives de viol ne se plaint que le lendemain ou plusieurs jours après l'accident, c'est-à-dire alors quelle est déjà en puissance de la blennorragie.

Chez l'enfant la vaginite est tenace, les pansements étant difficiles à cause de l'étroitesse de l'ouverture vaginale. Chez la femme elle guérit au contraire promptement, les pansements étant rendus faciles grâce à l'introduction préalable d'un spéculum.

Le gonococcus peut-il séjourner à l'état latent dans le vagin ? Je suis porté à le croire si les observations que l'on a publiées à cet égard sont exactes. Ainsi s'expliqueraient certains cas de contagion survenus avec des femmes qui depuis longtemps n'avaient pas eu de rapports sexuels et que l'on attribuait, avant la découverte du gonococcus, soit au sang des règles, soit aux pertes blanches, soit aux lochies.

Le sang des règles ne renferme pas de gonococci chez les femmes saines. Je m'en suis assuré par de nombreux examens microscopiques pratiqués dans ce but avec les procédés habituels de coloration. Il contient, comme toujours, des cellules épithéliales, ce qui le différencie du sang provenant d'une hémorragie traumatique.

La blennorragie urétrale n'a pas d'influence sur la menstruation et la menstruation ne modifie pas non plus l'écoulement urétral.

Chez les femmes atteintes de blennorragie urétrale il n'existe pas de gonococci dans le sang des règles et cependant on devrait en trouver si, comme l'ont soutenu quelques auteurs, le sang des blennorragiens en renferme.

Les pertes blanches, même chez les femmes enceintes, ne contiennent pas de gonococci. Elles sont constituées par de la graisse, des cellules épithéliales et un semis de petits bacilles de formes variées. Elles ne sont donc pas contagieuses.

Les lochies examinées à différentes époques, c'est-à-dire trois heures d'abord, puis tous les jours après l'accouchement, ne renferment pas de gonococci chez les femmes qui pendant leur grossesse n'ont pas eu de vaginite blennorragique. Elles ne sont donc pas susceptibles de transmettre la blennorragie. Mais chez les femmes qui avant l'accouchement avaient une blennorragie vaginale on trouve des gonococci dans les lochies alors même que l'accouchée a eu une température de 40° pendant les suites de couches. Dans ces cas l'enfant peut au moment de l'accouchement contracter une ophtalmie blennorragique, et l'homme qui aurait des rapports avec ces malades serait exposé à contracter une blennorragie. Il est donc important de faire un examen complet et sérieux de la femme enceinte afin de pouvoir, au moment de l'accouchement, prévenir les accidents de contagion chez le nouveau-né.

La blennorragie utérine est rare, très rare même, toutefois elle existe, cela est certain. Ainsi sur 483 examens, j'ai trouvé 40 fois un écoulement utérin, mais 6 fois seulement cet écoulement était purulent et contenait des gonococci. Le bouchon muqueux que l'on voit souvent à l'orifice du col est constitué par de la graisse ; il caractérise le catarrhe utérin, mais il n'est nullement un signe de blennorragie. La blennorragie du col donne lieu à un écoulement franchement purulent. Elle se propage au corps de l'utérus et peut se compliquer de pelvi-péritonite. Les douleurs que ressentent dans le bas-ventre certaines jeunes femmes peu de temps après leur mariage sont souvent occasionnées par une blennorragie utérine, et si l'on interroge le mari, on finit par apprendre, car il n'avoue pas toujours immédiatement, qu'au moment de son mariage il était incomplètement guéri d'une blennorragie urétrale.

Tout porte à penser que la blennorragie utérine n'est pas primitive et qu'elle n'est pas le résultat d'une inoculation directe opérée pendant le coït. Elle coïncide ordinairement, sinon toujours, avec une vaginite blennorragique et c'est par propagation que la blennorragie se transmet à l'utérus.

Quelques auteurs considèrent également la Bartholinite comme un foyer de contagion blennorragique.

Cet accident est tantôt simple, tantôt double. Il existe quelquefois seul et se comporte comme un accident inflammatoire. D'autres fois il coïncide avec une urétrite ou une vaginite blennorragique. Dans ce cas il constitue ordinairement un accident blennorragique, c'est-à-dire que le pus qui s'écoule de la glande renferme des gonococci.

Sur 483 femmes j'ai rencontré 38 fois la Bartholinite, 23 fois elle était inflammatoire, 15 fois elle était de nature blennorragique. Dans ces 15 cas elle existait seule 3 fois seulement et les 12 autres fois elle coexistait avec une urétrite blennorragique. On est donc autorisé à se demander si la Bartholinite blennorragique n'est pas toujours un accident secondaire ou de propagation de la blennorragie. Pour ma part je suis porté à le croire et je pense que cet accident est rarement, sinon jamais, primitif.

Au point de vue des localisations de la blennorragie chez la femme on ne saurait oublier l'anus, surtout chez les prostituées et les petites filles violées.

La blennorragie anale, très rare chez l'homme, puisque Diday n'en a vu aucun cas et Rollet dit n'en avoir observé que trois cas dans tout le cours de sa pratique, soit en ville, soit à l'Antiquaille, est relativement fréquente chez la femme.

Sur 483 femmes j'ai rencontré 13 fois un écoulement anal, 4 fois cet écoulement contenait des gonococci et 9 fois il n'en contenait pas. Dans les quatre cas où l'écoulement anal était de nature blennorragique, il existait en même temps une urétrite de même nature.

Chez quatre petites filles, âgées de 2 ans, 4 ans, 6 ans et 11 ans 1/2, j'ai constaté l'existence d'une blennorragie anale, et dans ces 4 cas il existait en même temps une vaginite blennorragique.

La blennorragie anale, comme on le voit, n'existant jamais seule chez la femme et la petite fille, on serait en droit de la considérer comme un accident de propagation. Le pus vaginal ou urétral peut en effet facilement suivre le périnée et arriver à l'anus ou bien encore l'inoculation s'effectuer par l'intermédiaire de la chemise. Mais il faut songer aussi, et cela est en faveur de l'inoculation directe, combien la sodomie est fréquente chez les prostituées et de quelle manière se pratiquent les tentatives de viol chez les petites filles. L'enfant est généralement assise sur les genoux du criminel et lui tourne le dos. Dans cette position la verge va frotter l'anus plutôt que la vulve. La contagion s'opère ainsi sans qu'il y ait intromission.

Je n'ai jamais observé chez la femme la blennorragie auriculaire, nasale ou buccale. J'ai cependant publié une observation de blennorragie urétrale chez l'homme contractée dans un coït ab ore. La femme qui avait été l'auteur de la contamination, et qui se livrait tout particulièrement à ce genre de travail, fut sur ma demande examinée par nos confrères chargés du service sanitaire. Or, malgré un examen minutieux, on ne trouva chez elle aucune lésion buccale pouvant se rapporter à la blennorragie, ni aucun autre accident blennorragique. J'ai donc été obligé d'admettre que, dans ce cas, la contagion avait été opérée par des gonococci déposés dans la bouche dans un coït antérieur.

A ce propos j'ai voulu me rendre compte du pouvoir de dissémination des gonococci et pour cela j'ai fait l'expérience suivante :

J'ai pris une goutte de pus contenant des gonococci, je l'ai délayée dans 20 grammes d'eau distillée préalablement vérifiée au microscope, et alors examinant par les procédés habituels une goutte de ce mélange, j'ai constaté l'existence d'un grand nombre de gonococci.

On peut en conclure qu'il faut une très petite quantité de pus blennorragique pour transmettre la blennorragie. Van Roosbroeck avait déjà constaté que le pus blennorragique récent délayé dans 100 parties d'eau est encore contagieux.

En résumé, la blennorragie considérée chez la femme au point de vue de ses localisations a pour siège, par ordre de fréquence : l'*urètre*, le *vagin*, la *glande de Bartholin*, l'*utérus* et l'*anus*.

L'examen de 483 femmes m'a donné en effet, au point de vue du siège de la blennorragie, le résultat suivant :

Urètre	140
Vagin	20
Glande de Bartholin	15
Utérus	6
Anus.	4

La blennorragie siège souvent à la fois dans plusieurs régions, mais elle peut aussi rester localisée.

Ainsi chez ces 483 femmes, 124 fois la blennorragie était localisée sur une seule muqueuse, savoir :

Urètre	114
Vagin	7
Glandes de Bartholin . . .	2
Utérus	1

Chez la petite fille la blennorragie a pour siège, et par ordre de fréquence, le *vagin*, l'*urètre*, la *vulve* et l'*anus*.

Sur 85 petites filles examinées au point de vue de l'existence d'abord et ensuite du siège de la blennorragie, 65 avaient un écoulement avec gonococci et l'écoulement siégeait dans les régions suivantes :

Vagin	33	
Yeux.	11	
Urètre	9	65
Vulve	8	
Anus.	4	

Dans ces 65 cas l'écoulement blennorragique n'était pas toujours limité à une seule région et c'est seulement dans 31 cas qu'il avait pour siège unique : le vagin ou l'œil.

Vagin.	20	31
Œil	11	

Chez la petite fille, la blennorragie, d'après du moins, ce que j'ai pu observer, ne se localise jamais uniquement à l'urètre, à la vulve et à l'anus.

On peut donc conclure de ces recherches : 1° que le siège

de la blennorragie chez la femme est l'*urètre* et chez la petite fille le *vagin* ; 2° qu'elle peut se cantonner dans une seule région chez la femme et la petite fille, mais le plus souvent elle envahit plusieurs muqueuses à la fois.

Parmi les complications de la blennorragie, il en est une que je ne puis passer sous silence, je veux parler du rhumatisme blennorragique, dont l'étude est encore enveloppée d'obscurité. Ce que je puis dire avec les auteurs, c'est que cette complication est très rare chez la femme. Ainsi pendant six ans je ne l'ai observée que deux fois et cela sous forme d'arthrite du poignet.

Si le rhumatisme blennorragique est rare chez la femme, c'est que la blennorragie ne suffit pas à elle seule pour le faire naître. Il faut pour que cette complication se manifeste que les malades y soient prédisposées par leur tempérament et que les sécrétions des gonococci en modifiant l'organisme fassent éclore le rhumatisme. Actuellement on ne saurait faire intervenir les gonococci eux-mêmes, puisqu'on ne les trouve suivant moi ni dans le sang, ni dans la sérosité des épanchements articulaires, malgré l'affirmation de certains auteurs.

Une autre complication de la blennorragie, également très rare chez la femme, c'est l'ophtalmie blennorragique. Cependant les malades ne prennent aucune précaution pour l'éviter. Mais si cet accident est rare chez elle, il n'en est pas de même chez le nouveau-né. Je l'ai observé 7 fois en 1886 et 4 fois en 1887 chez des enfants nés dans mon service. C'est qu'il est difficile de pouvoir l'éviter malgré les injections vaginales et le lavage de la vulve, avant l'accouchement, avec des solutions antiseptiques, voire même de sublimé. Cela se conçoit facilement, en effet, si l'on réfléchit que la contagion s'opère par le frottement des yeux du nouveau-né contre la vulve. Or, la vulve est constamment mouillée par l'urine qui peut contenir des gonococci. De plus la tête de l'enfant presse tout le long du canal de l'urètre et l'exprime à chaque contraction utérine, d'arrière en avant, comme on le fait avec le doigt lorsqu'on veut l'explorer.

Quand on sait que la mère a une blennorragie, il faut absolument après la naissance de l'enfant, pour qu'il échappe à l'ophtalmie, lui laver les yeux et lui instiller quelques gouttes d'un collyre au nitrate d'argent préparé à la dose de 0,02 pour 100 gr. d'eau distillée, suivant la méthode de Crédé. Les collyres au sublimé n'ont pas la même efficacité.

Le traitement de la blennorragie chez la femme, quel que soit d'ailleurs son siège, doit se borner à des moyens externes. Le traitement interne n'a chez elle aucune influence et ne peut arriver à tarir l'écoulement.

Pour la blennorragie urétrale j'ai essayé tour à tour toutes les injections préconisées, sans en excepter celles à base de sublimé, mais aucune ne m'a donné de meilleurs résultats que les injections de nitrate d'argent. Même à une dose faible, de 0,30 pour 100 gr. d'eau distillée, par exemple, elles réussissent à tarir les écoulements anciens. Dans les cas de blennorragie urétrale rebelle, l'introduction du crayon de nitrate d'argent dans le canal donne de bons résultats, mais cette introduction doit être faite rapidement pour ne pas agir trop profondément.

La vaginite blennorragique chez l'enfant réclame de fréquentes irrigations chaudes avec une solution boriquée à 10/1000 et des insufflations de poudre d'iodoforme dans le vagin.

Chez l'adulte, que la vaginite soit aiguë ou chronique, le moyen par excellence pour la combattre consiste à badigeonner le vagin avec un crayon de nitrate d'argent tous les quatre ou cinq jours. Pour étaler la muqueuse vaginale on se sert du spéculum. Après la cautérisation il n'est pas nécessaire de faire immédiatement une injection et les malades ne sont pas obligées de garder le repos au lit. Chaque jour les malades doivent prendre une injection avec une décoction de feuilles de noyer, de roses de Provins et de têtes de pavots ou de l'eau salée.

Dans les cas de blennorragie utérine, limitée ordinairement au col, il suffit d'introduire le crayon de nitrate d'argent dans le col une ou deux fois pour obtenir la guérison.

La blennorragie anale cède également soit à l'introduction du crayon de nitrate d'argent dans l'anus, soit à des injections avec une solution de nitrate d'argent.

Le nitrate d'argent est donc le meilleur des antigonococques préconisés jusqu'à ce jour. Je l'ai essayé comparativement avec le sublimé, non seulement dans la blennorragie urétrale, mais encore dans l'ophtalmie blennorragique chez le nouveau-né et sa supériorité ne m'a pas paru contestable.

www.ingramcontent.com/pod-product-compliance
Ingram Content Group UK Ltd.
Pitfield, Milton Keynes, MK11 3LW, UK
UKHW020540230726
13925UKWH00006B/2389

9 782013 565875